SITZUNGSBERICHTE DER DEUTSCHEN AKADEMIE DER WISSENSCHAFTEN ZU BERLIN

Klasse für Sprachen, Literatur und Kunst
Jahrgang 1956 · Nr. 2

KARL DEICHGRÄBER

PARABASENVERSE AUS THESMOPHORIAZUSEN II DES ARISTOPHANES BEI GALEN

1956

AKADEMIE-VERLAG · BERLIN

Vorgelegt von Hrn. Zucker und für die Sitzungsberichte angenommen
in der Gesamtsitzung vom 12. April 1956, ausgegeben am 20. Oktober 1956

Erschienen im Akademie-Verlag GmbH., Berlin W 8, Mohrenstraße 39
Lizenz-Nr. 202 - 100/537/56
Satz, Druck und Bindung: IV/2/14 - VEB Werkdruck Gräfenhainichen - 634
Bestell- und Verlagsnummer: 2010/56/IV/2
Preis: DM 3,50
Printed in Germany

PARABASENVERSE AUS THESMOPHORIAZUSEN II DES ARISTOPHANES BEI GALEN

Albin Lesky zum 60. Geburtstag

Parabasenverse aus Aristophanes bei Galen: Dieses Thema mag überraschen, auch wenn bekannt ist, daß Galens Interessen sich nicht nur auf die Medizin und Philosophie, sondern auch auf die Grammatik und bis in die attische Komödie erstreckten. Nun, sogar etwas mehr als nur einzelne Verse sind uns aus dieser Parabase erhalten, nur dürfte es den Leser im allgemeinen noch mehr überraschen, daß sie längst geradezu greifbar nahe am Wege der Forschung lagen und trotzdem nicht beachtet wurden. Daß sie bisher übersehen wurden, wird sich uns gleich erklären. Hier, am Anfang unserer Darstellung, möchten wir nur sagen, daß wir uns entschlossen haben, nicht einfach und ohne Umwege mit dem „Neufund" herauszurücken, sondern lieber auch einmal in erzählendem Bericht an das eigentliche Thema heranzuführen. Wir fühlen uns auch deswegen zu kurzem oder etwas längerem Verweilen berechtigt, weil es uns immer wieder notwendig erscheint zu zeigen, über welche Stationen uns der Galentext erhalten ist, in welchem die Parabasenverse des Aristophanes stehen, und welche Bedeutung dieser Texttradition in der Altertumswissenschaft zukommt. Literarische und nichtliterarische Papyri finden heute wie früher eine Beachtung, die, so berechtigt sie ist, in ihrem Ausmaß für den nüchternen Blick erstaunlich wirkt. Jeder richtig gelesene Buchstabe eines Papyrus kann weiterführen, Verse von höchster Schönheit liefern, ja, überraschende Einsichten in Wesen und Entwicklungsgang z. B. hoher Dichtung eröffnen. Mancher Papyrusfetzen hat außerdem den Reiz des Rätsels. Aber dürfen wir deshalb Nächstliegendes vernachlässigen, z. B. nur deshalb, weil die Überlieferung nicht über belles lettres, sondern nüchterne, z. B. wissenschaftliche Prosa wie hier über den Mediziner Galen geht und dann noch über ein nur arabisch erhaltenes Buch? Und wenn zudem dieses Buch sogar in bester Edition und zuverlässiger Übertragung vorliegt, können wir dann noch den Mangel an Aufmerksamkeit entschuldigen? Ist es denkbar, ein seit 25 Jahren vorliegender Text wäre so selten benutzt worden, wie es hier der Fall ist, wenn er uns in einem Papyrus überliefert wäre? An Aufsätzen und Abhandlungen hätte es nicht gefehlt, wenn es der Boden Ägyptens gewesen wäre, der uns den zitatenreichen Text des Galen, aus dem wir hier schöpfen, wiedergeschenkt hätte, und auch nicht, wenn der überliefernde Autor „nur" der so weitschweifige Galen gewesen wäre. Nehmen wir also die Gelegenheit wahr und versuchen wir, zugleich die Überlieferung in ihren Hauptlinien zu kennzeichnen, der wir unser neues Wissen in erster Linie verdanken: lassen wir uns ein wenig Zeit – besonders auch, weil der Galenus Arabicus immer noch nicht so gewürdigt ist, wie es die Sache verlangt.

1.

Zunächst also die Überlieferung! Das Original des Werks, dem wir die Kenntnis der Parabasenverse des Aristophanes verdanken, ist verloren. Nur eine arabische Überlieferung des ersten Buches des galenischen Werks liegt uns vor. Umfassend in seiner Gelehrsamkeit und Schriftstellerei, hat Galen medizinische Lehrbücher und Einzeluntersuchungen und der Medizin nahestehende philosophische Werke und Traktate verfaßt, bei denen begreiflich der fachwissenschaftliche Inhalt den Philologen leicht abschreckt. Dazu aber kommen Schriften grammatischen Inhalts, die doch wohl das Interesse z. B. des Sprachgeschichtlers hätten finden können. Aber von diesen ist nun nur eine erhalten, und diese nur mit ihrem ersten Buch und dazu nur noch in einer arabischen Übertragung, die selbst wieder aus einer syrischen Übersetzung gewonnen ist, auch, was sofort vermerkt werden soll, nur in einer Handschrift. Wir meinen hier das Werk „Über die medizinischen Namen“, ursprünglich in fünf Büchern, dessen Titel, solange Galen gelesen wurde, durchaus bekannt war und von dem er auch in Verweisen und Selbstzitaten einen Begriff gegeben hatte. Wir wußten längst, daß sich Galen in den in diesem Werk niedergelegten Studien über die medizinische Terminologie, besonders auch über allgemeine Grundbegriffe und ihre Bezeichnungen geäußert hatte, so z. B. in ausführlicher Diskussion über die Worte für Gesundheit und Krankheit (*ὑγίεια*, *νόσος*), im 3. Buch, dessen Verlust wir besonders schmerzlich empfinden, über das Wort für „Element“ (*στοιχεῖον*), im fünften über Natur (*φύσις*), und jedesmal in der Auseinandersetzung mit „neueren“ Schriftstellern, nach seiner Ansicht sogar unnötig neuernden „Sophisten“. Auch wußten wir, daß die Schrift Über die medizinischen Namen, schon nach den Selbstzeugnissen des Verfassers zu urteilen, stark polemischen Charakter trug, und wir mußten uns sagen, daß Galen bei den behandelten Fragen mit epideiktisch wirkendem Wissen nicht gespart, andererseits aber ein natürliches Urteil durchaus gewahrt hatte. So war z. B. sicher, daß er sich dem rigorosen Attizismus nicht verschrieben hatte, so sehr er dem allgemeinen Strom der Zeit zur Rückkehr in die attische Sprachwelt folgte. Ebenso hatte er gegen die Kritiker der Nichtattiker, der Soloikisten, Stellung genommen. Seine auch sonst immer wieder hervortretende und leicht faßbare synkretistische Haltung war auch für die „Medizinischen Namen“ gesichert, bevor dann ein so inhaltsreiches Buch wie das erste dieses Werks zugänglich wurde. Das geschah zuerst durch Max Meyerhofs Anzeige und Charakteristik der arabischen Übersetzung des ersten Buches in diesen Sitzungsberichten 1928. Denn De Jong und De Goeje, die 1865 den Leydener arabischen Codex 585 (VI) Warner aus dem 13. Jahrhundert, der das Werk enthält, beschrieben hatten, hatten kaum Beachtung gefunden. Die arabische Übersetzung stammte, wie Meyerhof zeigte, von Hubaisch, deren Vorlage, die Übertragung des griechischen Originals ins Syrische, von Hunain ibn Ishâq, Hubaischs' ausgezeichnetem Lehrer (beide 2. Hälfte des 9. Jahrhunderts)[1]. Der allgemeinen Anzeige, die Meyerhof veröffentlichte, folgte dann aber mit meiner Unterstützung, die sich im wesentlichen auf die Sammlung von Echtheitsargumenten, z. B. Similia und ähnliches, beschränkte, die sorgfältige Ausgabe von Meyerhof und Joseph Schacht, in welcher außer dem arabischen

[1] Zur arabischen Übersetzung von Galen „Über die medizinischen Namen" vgl. M. Meyerhof, New light on Hunain ibn Ishâq and his period, Isis 8, 1926, 610ff., Nr. 114. Hunain hatte drei Bücher ins Syrische übersetzt. Wenn Hubaisch nur das erste Buch ins Arabische übertrug, so wird dies darin begründet sein, daß die sprachlichen Schwierigkeiten besonders groß waren. Die sorgfältige Arbeitsweise des Hunain ist jetzt durch eine erhebliche Zahl von Publikationen bekannt; daß Hubaischs' Leistung der seines Lehrers nicht immer gleichwertig ist, betont R. Walzer, Galen On medical experience, First Edition of the Arabic Version with English Translation and Notes, London 1944, VI f. Bei Walzer findet man auch die zugehörige Literatur; dazu kommt Franz Pfaffs Übertragung des arabischen Textes der Kommentare des Galen zu den Epidemien ins Deutsche, deren um die Exzerpte des Moses Maimonides bereicherte Neuausgabe inzwischen erschienen ist: CMG V 10, 2. 2. Besondere Beachtung verdient immer wieder R. Walzers Ausgabe von Galens Schrift „Über die Siebenmonatskinder" mit ihrer Einleitung. Hier sind Probleme wie das Verhältnis der arabischen Überlieferung zum griechischen Original in eingehender Untersuchung vorgeführt: Rivista di studi Orientali XV, Rom, 1935, 323f. — Den Titel des Buches *Περὶ τῶν ἰατρικῶν ὀνομάτων* bringt Galen *Περὶ τῶν ἰδίων βιβλίων* Scr. min. II 85, 11 (vgl. VIII, 635, 1ff. K.); zu *ὑγίεια* und *νόσος* vgl. X 41, 18f., zu *στοιχεῖον* im dritten Buch CMG V, 9, 1 S. 6, 9 („drittes Buch" richtig Hunain: „1. Buch" codd. Gr.) und V 663, 3 K. und H. Diels, Elementum, Leipzig 1899, 434; *στοιχεῖον* ist im Sinne von Gal. I 413 ff. K. zu fassen, zu *φύσις* im fünften Buch ebenfalls CMG V 9, 1 S. 6, 8; Grundauffassung Gal. De usu part. I 226, 21 Helmreich, zum kritischen Charakter der Schrift vgl. z. B. VIII 31, 17. — Galeni Pergameni De atticissantium studiis testimonia legt in möglichster Vollständigkeit vor W. Herbst, Lipsiae 1911, hier auch S. 8 die griechischen Nachrichten zu *Περὶ ἰατρικῶν ὀνομάτων*.

Text eine ebenso sorgfältige deutsche Übertragung geboten wurde (Abhandlungen der Preuß. Akademie der Wissenschaften 1931, Phil.-histor. Klasse Nr. 3), und deren Benutzung durch ein kurzes Lexikon erleichtert wurde. Diese Edition war entscheidend und hätte die Aufmerksamkeit einer größeren Zahl der Altertumswissenschaftler verdient. Eine Menge von interessanten Nachrichten, besonders auch Zitaten aus älterer Literatur, strömte uns damit zu und nicht nur solche Anführungen, die ausschließlich für das Verständnis von Galens medizinischer Terminologie oder seiner Art, sich mit fremden Lehren auseinanderzusetzen, von Bedeutung waren. Zahlreiche Bruchstücke aus Prosaikern und Dichtern, größere und kleinere Stücke verschiedenster griechischer Autoren, traten zutage, außerdem, wie zu erwarten, reiches Material für die Erkenntnis der rhetorischen Strömungen der Kaiserzeit. Wir brauchten uns zwar nicht zu wundern, daß des Sophisten Antiphon zwei Bücher „Die Wahrheit" zitiert waren – Galen führt Antiphon auch sonst an –, aber auch dies war doch eine willkommene Überraschung.[1]) Hätten sie, wie gesagt, in einem neu gefundenen Papyrus gestanden, so wären sie als Bruchstücke aus dem Werk des freisinnigen Vorgängers Friedrich Nietzsches sofort in der Wissenschaft behandelt worden. Bleiben wir auch hier nur bei Galen selbst, so kennen wir ihn nicht erst aus diesem neuen Text als Kulturkritiker in Fragen der Sprache. Es mag aber auch hier darauf hingewiesen werden, daß Galen die medizinische Terminologie und ihre Probleme nicht allein unter dem Gesichtspunkt der Deutlichkeit und uneingeschränkten Verständlichkeit, sondern zugleich auch unter der übergeordneten Forderung des *ἀνθρωπικόν* betrachtet wissen wollte. Die Verpflichtung, wissenschaftliche Erkenntnisse allgemein zugänglich zu machen, gehört nach seiner Auffassung zum Wesen des Menschen. Wir erkennen die Grundsätzlichkeit

---

[1] Aus Galen stammen Antiphon *Ἀλήθεια* B 1, 2, 29 = CMG V 10, 2. 1 S. 129, 1; Diels-Kranz II^7, 426 sind die neuen Bruchstücke nachgetragen.

dieses seines Gesichtspunktes gerade auch aus dieser neu erschlossenen Quelle. Es heißt, einen Naturtrieb des Menschen unterdrücken, will man aus „Verschlossenheit und Neid" den anderen an der Kenntnis der Dinge nicht teilnehmen lassen, ihn etwa mit unüberlegten Übertragungen eines Ausdrucks verwirrt – „und sich selbst betrügt" (9, 5 ff.). Vielleicht sollten wir einen solchen Gedanken auch einmal zur Berichtigung all der Werturteile über seine Person verwenden, mag er auch so dem Geist seiner Zeit in jeder Weise entsprechen. Terminologisch-grammatische Fragen erhalten gerade auch durch Galens nunmehr zugängliche Schrift ein gewisses ethisches Ziel. Wir wollen eine solche Auffassung nicht überschätzen, aber so selbständig und rein fachlich, wie Galens Arbeiten zur Grammatik und besonders zum einzelnen Wort erscheinen, ihr übergeordnetes Ziel, die ständig wiederkehrende Lehre, bei der Medizin komme es nicht so sehr auf den Ausdruck an, sondern auf Erkenntnis und Tat, Prognose, Therapie, das Schicksal des Patienten also, sollte bei der Beschäftigung mit seinem grammatischen Werk nicht vergessen werden. Der primäre Wert ist nicht das Wort als solches, das schön und, wenn fremdartig, interessant klingt, sondern was die in ihrem Wesen praktische Wissenschaft der Medizin und die mit ihr so eng verbundene ethische Philosophie fordern. Daraus folgt Galens oft so sarkastische Ablehnung modernisierender Versuche auf dem Gebiet der medizinischen Terminologie.

2.

Aber hiermit wollen wir nur die Gesamtrichtung Galens andeuten, und wir wenden uns nun, wenn auch noch nicht zu dem Zitat aus Aristophanes selbst, so doch zu dem besonderen Gedankenkreis, in welchem es innerhalb der Schrift über die medizinischen Namen seinen festen Platz hat und aus dem nunmehr auch in anderer Weise ersichtlich wird, welche Stellung die Beschäftigung mit dem großen Komiker bei Galen beansprucht.

In seiner von ihm selbst verfaßten katalogartigen Zusammenstellung „Über die eigenen Bücher“ – eigenen, denn andere waren auf seinen Namen gefälscht oder nicht für den öffentlichen Markt bestimmt – bildet der Abschnitt mit der Überschrift „Die den Grammatikern und Rhetoren gemeinsamen Werke“ das Schlußkapitel (c. 17), wie er ebenso in der Parallelschrift „Über die Ordnungsfolge der eigenen Bücher“ erst zuletzt über den Sinn seiner grammatischen Schriftstellerei berichtet (c. 5). Dies ist sicher kein Zufall. Denn eben auf die Medizin und nicht auf die philologischen Untersuchungen war seine Forschung in erster Linie gerichtet. Der Katalog nennt zunächst 48 Bücher über den Wortschatz der attischen Prosaiker, sein philologisches Hauptwerk, in dem er die einzelnen Wörter in alphabetischer Reihenfolge, also lexikographisch, anordnete und behandelte. Diesem Werk über die Prosaschriftsteller folgen drei Einzelwerke über den Wortschatz der klassischen attischen Komödiendichter, über die *πολιτικὰ ὀνόματα* bei Eupolis (3 Bücher), die *πολιτικά* bei Aristophanes (5 Bücher), die *πολιτικά* bei Kratinos (2 Bücher)[1], offenbar auf Vollständigkeit gerichtete Sammlungen, während eine weitere Schrift die spezifischen Ausdrücke der Komiker vielleicht in Form einer Epitome brachte. Nach diesen den Komikern gewidmeten Büchern nennt Galen in seiner Aufstellung noch ein Buch zur Frage der Lektüre der alten Komödien. So steht hier der Titel: Ist das Lesen der alten Komödie für die Jugenderziehung nützlich? Weiter kommt die Gegenschrift gegen die ausgesprochen programmatischen Kritiker der Soloikisten – es umfaßte insgesamt 6 Bücher – und als ein Werk, das in diesen Zusammenhang gehört, sein Buch: „Bemerkenswerte (= ungewöhnliche, unkorrekte) attische Wörter“. Die positiven Kriterien von Galens Auffassung des richtigen Sprach-

[1] Zu *πολιτικὰ ὀνόματα* vgl. z. B. Galen CMG V 10, 2, 1 S. 126, 14. Hippokrates erweist sich als *συνηθεστάτοις τε καὶ διὰ τοῦτο σαφεστάτοις ὀνόμασι κεχρημένος, ἃ καλεῖν ἔθος ἐστὶ τοῖς ῥητορικοῖς „πολιτικά“*. Die *πολιτικὰ ὀνόματα* sind also keine Glossen.

gebrauchs brachte die ein Buch umfassende Schrift über Deutlichkeit und Undeutlichkeit des Ausdrucks, ein grundsätzliches Werk, zweifellos mit sowohl rhetorischer wie wissenschaftlich-terminologischer Zielsetzung. Am Schluß führt Galen die Schrift an: „Kann einer Kritiker und zugleich Grammatiker sein?“, also seine Erörterung z. B. der Frage, ob der Grammatiker auch über das Echtheitsproblem alter Schriften zu entscheiden hätte. Mit der Kapitelüberschrift hat Galen diesen Katalog sowohl als grammatisch wie rhetorisch gekennzeichnet. Die Fragestellung seiner Sprachstudien läßt sich, wie man sieht, vom Attizismus nicht trennen, aber soviel erkennen wir sogleich, daß der grammatische Gesichtspunkt bei ihm nicht dominierte. Einige seiner Zeitgenossen forderten von Ärzten, Philosophen, Musiktheoretikern und Juristen, sagt Galen in der Schrift über die Ordnungsfolge der eigenen Bücher, ausschließlich den attizistischen Sprachgebrauch, dann allgemein von jedem, „wenn er vermögend ist oder es ihm überhaupt gut geht“. Diesen Gesichtspunkt erörtert Galen in der Schrift über die Frage, in welcher Reihenfolge man seine Bücher lesen soll. Die von dem Adressaten des Buches, Eugenianus, gestellte Frage, was die Hypothesis der 48 Bücher über die attischen Ausdrücke sei, hält er für so allgemein interessierend, daß er sie besonders berücksichtigt. Galen schärft Eugenianus ein, aus seinem großen Werk dürfe man nicht schließen, daß er ein ausgesprochener Attizist sei. Er lasse auch das nichtattische Wort und die nichtattische Satzkomposition zu, die *σολοικίζοντες*. „Denn es ist besser, sich im Sprechen Fehler zuschulden kommen zu lassen als im Leben“. Dies ist sein Diktum, in welchem er wieder die Sprache dem Leben und den praktischen Forderungen unterordnet. Reines Attisch sprechen, ist nach seiner Auffassung kein Teil der (wahren) Bildung. Wenn er das große Werk schrieb, so wegen der vielen Ärzte und Philosophen, die den Worten bisher unbekannte Bedeutungen beilegten. Dasselbe Prinzip wahrte er auch in den Büchern über die Komiker und ihren Sprachgebrauch. Es ging ihm allgemein um die Fragen der Wortbedeutung (σημαινόμενα), nicht das Wort oder die Wortform als solche. Nur akzessorisch konnte man aus diesen Büchern den attizistischen Sprachgebrauch lernen. Galen empfiehlt dem Eugenianus die nur in der Anweisung über das Lesen seiner Bücher genannte Schrift „Über die Richtigkeit der Ausdrücke". Diese Schrift soll Eugenianus zuerst lesen, ein Zeichen, daß für Galen der Gesichtspunkt der Unmißverständlichkeit, Richtigkeit, Fehlerlosigkeit im Sinne der Eindeutigkeit mindestens im Prinzip der entscheidende Sinn seiner Arbeit auf philologischem und grammatischem Gebiet gewesen ist.

Die richtige Wortbedeutung ist also der Grundbegriff seiner umfangreichen wie der kleineren Untersuchungen. Wir verstehen von hier aus – parallele Richtungen aus seiner Zeit wollen wir jetzt nicht anführen –, wie Galen in seiner Schrift Über die medizinischen Namen zur Anführung eines bestimmten Passus aus Aristophanes kommt. Will Galen kein Attizist sein, so berührt er sich doch mit den Sprachuntersuchungen der Vertreter dieser Richtung, er benutzt ihr reiches Material und macht sich auch, was nur folgerichtig ist, den entscheidenden Gesichtspunkt ihrer Sprachbetrachtung, die σαφήνεια, zu eigen. Galen will durchaus nicht gelehrt tun, indem er sich wie andere mit Worterfindungen und neuem Gebrauch alter Wörter den Glanz des Stilkünstlers verschafft, sondern im Interesse seiner Wissenschaft unmißverständlich sein. Er tritt dem Gezänk entgegen, wenn scheinbare Forscher durch mangelnde Klarheit des Ausdrucks, Vergehen gegen die Richtigkeit, sich befehden. Konsequent stellt er deshalb leitende Gesichtspunkte zusammen, auf denen der Wortgebrauch nicht beruhen kann, sondern muß. So nimmt er ein weiteres entscheidendes Merkmal der attizistischen Lehre auf: sein Ausgangspunkt ist nicht das geschriebene, sondern das gesprochene, gewöhnliche Wort, sei es der Alten, sei es der Zeitgenossen, und, wenn möglich, „aller Menschen", dementsprechend auch nicht jedes Wort der alten

Komiker, etwa des Aristophanes. Es sind vielmehr die Sätze, mit denen sich die Komiker nicht an wissenschaftliche Spezialisten wenden. Er benutzt nicht die auch bei ihnen erscheinenden, nur in den Grenzen des wissenschaftlichen Faches verständlichen Termini, denen notwendig die allgemeine Verständlichkeit fehlt. Das von den Wissenschaftlern eingeführte neue Wort, diese Setzung, interessiert Galen nicht. Die Neubildung von Ausdrücken ist, wenn die gewohnten Wörter ausreichen, um den Gegenstand eindeutig zu bezeichnen, nicht nötig, ist es doch im allgemeinen nicht einmal notwendig, über den vorhandenen Wortschatz hinauszugehen. „Nur wenn du die Wörter geringer an Zahl findest im Verhältnis zur Zahl der Gegenstände, wirst du die nötigen Ausdrücke auf dem Wege der Entlehnung auf Grund der Feststellung der Ähnlichkeit (Analogie, Metapher) erfinden. Dann beschreitest du den Pfad des Richtigen und wählst auch hierbei die dem Menschen am meisten bekannten Namen aus (16, 28)“[1]).

Man versteht damit leicht, von welchem Schema Galen ausgeht und von welchen, übrigens durchaus übersichtlich vorgetragenen Prinzipien er sich leiten läßt. Es sind zwei allgemeine Gesichtspunkte: A und B, von denen B zwei untergeordnete Gesichtspunkte aufnimmt. 29, 31: Einige Menschen entnehmen die Bedeutung eines Wortes aus dem Hinweis des Wortes selbst, d. h. aus seiner ursprünglichen Bedeutung (der Etymologie, A),

---

[1] Die Stellung der Schriften Über die eigenen Bücher und Über die Ordnungsfolge der eigenen Bücher in der autobiographischen Tradition („Schriftstellerbiographie“) hat G. Misch gekennzeichnet, Geschichte der Autobiographie I^3, Bern 1949, 344ff. (Erwähnung hätte verdient der Titel der verlorenen Schrift *Περὶ τῶν ἰδίων βιβλίων* 122, 2: *Περὶ τῆς διαβολῆς, ἐν ᾧ καὶ περὶ τοῦ ἰδίου βίου*; vgl. CMG V, 4, 1. 1 S. 48, 14). Zum Text Scr. min. II, 124 ed. I. Müller (Hauptzeuge Q. = cod. Ambros. Q. 3 s. XVI., eine Handschrift, zu welcher der Schreiber zwei Vorlagen benutzte) sind mindestens folgende Verbesserungen nachzutragen bzw. Lesarten wieder einzusetzen: 12 *Τῶν ἰδίως κωμικῶν ὀνομάτων παραδείγματα, ἕν* (*ἰδίως* Q *ἰδίων* Chart.), 14 hinter dem Titel *Εἰ*

andere aus dem gewöhnlichen Wortgebrauch (συνήθεια), von diesen einige dabei aus der Art, wie die Alten (1) oder die Zeitgenossen (2) die Namen verwenden (B)[1]. 31, 14: der Hinweis des Wortes selbst (A), die landläufige Gewohnheit der eigenen Zeit (B 2) oder die Zeit der Alten (B 1). Dieses sind die positiven Richtlinien, denen dann der Gebrauch „nach freiem Ermessen" gegenübersteht. Am Beispiel des Wortes *Fieber* demonstriert Galen

---

χρήσιμον ἀνάγνωσμα τοῖς παιδευομένοις ἢ παλαιὰ κωμῳδία ist ἓν bzw. α einzusetzen, 15 Ἀττικῶν παρασήμων statt παράσημος schon richtig Egenolff und Liddell-Scott-Jones (dort ist auch παράσημα ὀνόματα richtig erklärt, so daß die Bemerkungen von K. Kalbfleisch bei Herbst S. 8 fortfallen; das Attische war für Galen keine in allen Einzelheiten vollendete Sprache.), 16 Περὶ σαφηνείας καὶ ἀσαφείας erhält ebenfalls am besten die Buchzahl ἕν, es folgt Εἰ δύναταί τις εἶναι κριτικὸς καὶ γραμματικός, ἕν. Da Galen in erster Linie mit Prosa zu tun hatte (Hippokrates), wird er unter Kritik besonders die Beschäftigung mit Echtheitsfragen verstanden haben, also keine ästhetische Kritik (vgl. L. O. Bröcker, Die Methoden Galens in der literarischen Kritik, Rh. Mus. 40, 1885, 415ff.; Johs. Mewaldt, Galen Über echte und unechte Schriften des Hippokrates, Hermes 44, 1909, 111ff.). Krates' von Mallos Unterscheidung des criticus und grammaticus, Sext. Emp. Adv. gramm. 79 (= Mette, Sphairopoiia fr. 17) nach den Gesichtspunkten Inhalt und Form wird der galenischen nahe stehen. — Περὶ τῆς τάξεως τῶν ἰδίων βιβλίων 89, 18 „Einige verlangen strengen Attizismus nicht allein von den Forschern, sondern auch von den ἁπλῶς ἤτοι πλουτοῦντές τινες ἢ μόνον εὔποροι; vgl. Gal. CMG V, 4,1. 1 S. 34,1 ἐκ τῶν πλουσίων ἂν ἤδη σαυτὸν ἠριθμήκεις ἢ πάντως γε τῶν εὐπόρων. — Von den übrigen Schriften, in welchen sprachliche Probleme behandelt wurden, sei noch genannt Π. τ. ἰδ. βιβλ. 120, 2 Ὅπως χρὴ διακρίνειν τὴν πραγματικὴν ζήτησιν τῆς κατ' ὄνομα καὶ σημαινόμενον, aus dem Abschnitt über die logischen Schriften. Mir scheint 121, 3 Περὶ τῆς κατ' ὄνομα καὶ σημαινόμενον ζητήσεως am Schluß dieses Abschnittes ein anderer Titel derselben Schrift zu sein, der versehentlich von anderer Hand nachgetragen wurde.

[1] 31,14ff. bietet die Übersetzung in wörtlicher Wiedergabe nach dem Arabischen folgenden Text: „Wir wollen .... uns daran erinnern, daß, wenn man einen Namen erwähnt, die Menschen über die Feststellung seiner Bedeutung aus dem Hinweis dieses Wortes selbst verschiedener Meinung sind: die einen behaupten, daß man dabei der landläufigen

seine Betrachtungsweise. *Πυρετός* ist von *πῦρ* abgeleitet und bezeichnet damit „eine reichliche, brennende Hitze". Damit ist der „etymologische" Gesichtspunkt herangezogen (A). Zum Wortgebrauch der Gegenwart stellt Galen fest: „der Mensch sagt, er sei fieberkrank, wenn er von Hitze brennt" (B 2). Geht man von den Alten und ihrem Sprachgebrauch aus (B 1), so liefern sie ausnahmslos Zeugnisse für das Verständnis des Wortes in diesem Sinn. Aristophanes und überhaupt alle Komödiendichter (33, 1), dann Platon, aus dessen Werk die beiden einzigen ergiebigen Stellen zitiert werden[1], alles alteingegessene

Gewohnheit der eigenen Zeit oder der Zeit der Alten folgen solle, die anderen behaupten ... (es folgt der *θέσις*-Gesichtspunkt"). Hier muß nach „dieses Wortes selbst", etwa durch Homoioteleuton im griechischen Original, ausgefallen sein soviel wie „ihren Weg nehmen" oder „von dem Wortgebrauch ausgehen, im letzten Fall aber nicht von ein und derselben Zeit. Denn hier stellt man fest, daß sie . . ." Wie wörtlich Hunain bzw. Hubaisch übersetzt haben, hat mir C. Colpe im einzelnen gezeigt.

[1] Plat. Theaet. 178c: Hier lautet die wörtliche deutsche Übersetzung (33, 18ff.): „Sage mir, wenn ein Mann aus dem Volke glaubt, er habe *Fieber* und sein Zustand werde zur *Hitze* kommen, und ein anderer Mensch das Gleiche glaubt, der Arzt aber das Gegenteil glaubt wie die beiden: nach der Ansicht welcher von den beiden Parteien können wir das schildern, wovon wir erwarten, daß es schließlich eintreten wird? Oder kann diese Schilderung nach der Ansicht aller beider Parteien geschehen, so daß dieser Mensch für den Arzt nicht *heiß* und *fiebernd* wäre, wohl aber für sich selbst *heiß* und *fiebernd?*". Weniger wichtig · für uns ist die Fehlübersetzung von *καὶ ἕτερος* — die Interpunktion fehlte im Original — als die Wiedergabe der entscheidenden Ausdrücke: *ἄρ' ὅταν τις οἰηθῇ ἰδιώτης αὑτὸν πυρετὸν λήψεσθαι καὶ ἔσεσθαι ταύτην τὴν θερμότητα, καὶ ἕτερος, ἰατρὸς δέ, ἀντοιηθῇ, κατὰ τὴν ποτέρου δόξαν φῶμεν τὸ μέλλον ἀποβήσεσθαι, ἢ κατὰ τὴν ἀμφοτέρων, καὶ τῷ μὲν ἰατρῷ οὐ θερμὸς οὐδὲ πυρέττων γενήσεται, ἑαυτῷ δὲ ἀμφότερα.* — 33, 25 = Tim. 86a: „In dem Körper, von dessen Krankheitsursachen das Übermaß von *Feuer* die mächtigste ist, entstehen dauerndes *Brennen* und *Fieber*". *Τὸ μὲν οὖν ἐκ πυρὸς ὑπερβολῆς μάλιστα νοσῆσαν σῶμα συνεχῆ καύματα καὶ πυρετοὺς ἀπεργάζεται.* Es wäre für uns erwünscht gewesen, wenn Galen die vorhergehenden Sätze im Theätet mit dem Wort *θέρμη* mit übersetzt hätte.

Attiker, werden zuerst angeführt, dann die Schriftsteller, die von auswärts nach Athen kamen, Aristoteles, Theophrast, Kleanthes, dann Chrysippos und Zenon – Galen zitiert in dieser Reihenfolge; Epikur und die Epikureer nennt er nicht –, darauf folgen die Ärzte, dabei zuerst Hippokrates, sonst Diokles, Empedokles und Philistion, dann für sich und als letzter der Sophist Antiphon. Sie alle zeugen für den übereinstimmenden Sprachgebrauch der Alten und stehen damit als überwältigende Mehrheit den Wissenschaftlern gegenüber, welche nicht in Übereinstimmung mit der Etymologie oder der Gewohnheit das Wort verstehen, sondern es nach eigenem Gutdünken auf seine Bedeutung festlegen, wie z. B. – nun zeigt sich, wen Galen in seiner heftig gewordenen Polemik treffen will – die Erasitrateer, die sagen, Fieber sei eine Veränderung der natürlichen Farbe wegen der *φλεγμονή* genannten Schwellung, und andere, die behaupten, das Wort für Fieber sei weder von dem Wort *πῦρ* abgeleitet noch aus dem Sprachgebrauch irgendeines unter den gewöhnlichen Menschen noch dem der Bewohner einer Stadt noch von dem eines Rhetors (unmittelbar vorher ist Antiphon genannt), eines Komödiendichters, Biographen oder Geschichtsschreibers, noch überhaupt von dem Sprachgebrauch eines Menschen (35, 4 ff.). Ein drittesmal hat Galen, um diese Gesichtspunkte einzuprägen, seine dem Erasistratos und den Erasistrateern entgegengesetzte Auffassung schon vorher dargelegt. Er verweist auf sein methodisches Vorgehen in den Fragen der Sprachlehre: wir haben zuerst die Zahl der Arten, z. B. des Fiebers, des Pulses usw. festgestellt und dann klar gemacht, daß jene Arten weder mehr noch weniger sind, als wir nachgewiesen haben. Sodann haben wir jede Art mit einem Namen benannt und dabei darauf geachtet, daß er zu denen gehörte, an welche die Menschen am meisten gewöhnt sind und welche für sie am deutlichsten sind. Wenn uns aber Namen fehlten, welche die beiden Bedingungen erfüllten, so wählten wir diejenigen, an welche die Alten am meisten gewöhnt waren, und wenn wir auch diese nicht zur Verfügung hatten, so verwandten wir alle Namen, die unsere Vorgänger angewandt hatten, welche die Namen auf dem Wege der Metapher oder über die Etymologie oder ohne diese überliefert hatten. (Die Reihenfolge ist beabsichtigt.) So erreichten wir unseren Zweck und waren nur selten genötigt, einen Namen zu erfinden (16, 32ff.). An anderer Stelle zählt Galen die Gesichtspunkte noch einmal von rückwärts auf. Nur wenn man sich an die genannten Gesichtspunkte hält, vermeidet man den Fehler, „die Ordnung der Namen" zu vernachlässigen (17, 8). Auf welche Weise Galen in seinem System dazu kommt, auf Aristophanes zurückzugreifen, wird damit klar. Der große Komiker ist für ihn in erster Linie ein Zeuge für den allgemeinen altattischen Sprachgebrauch, besonders auch, wenn es sich um die Verwendung des Wortes *πυρετός* handelt[1]).

3a.

Nun zu Aristophanes selbst, und nun lassen wir den Komiker möglichst selbst zu seinem Recht kommen. Aristophanes ist einer der Alten, deren Wortgebrauch jederzeit dienlich oder gar vorbildlich sein kann (B 1). „Welchem von den Alten soll man denn folgen?", läßt Galen den Leser fragen (31, 35). Er antwortet genauso wie die Attizisten, geleitet aber von seiner Stel-

[1] Daß mehr noch als andere attische Schriftsteller, Dichter und Prosaiker, die attischen Komiker auch selbst in ihrer Weise Sprachprobleme, vor allem das des feinen Attisch kannten, dürfte für die attizistische Wertung der Komödie von Bedeutung gewesen sein. In der Komödie radebrechten Angehörige fremder Völker das Griechische, und das urbane Attisch stand dem „bäurischen Sprechen" gegenüber, beides mit Tugenden und Fehlern, Aristoph. fr. 685 K. (aus Sext. Adv. gramm. 228: es gibt kein Kriterion für wahres Attisch): *διάλεκτον ἔχοντα μέσην πόλεως οὔτ' ἀστείαν ὑποθηλυτέραν οὔτ' ἀνελεύθερον ὑπαγροικοτέραν.* Vgl. z. B. K. Lammermann, Von der attischen Urbanität und ihrer Auswirkung in der Sprache, Diss. Göttingen 1935, 14; O. Ribbeck, Agroikos, Abh. Sächs. Ak. der Wissensch. Bd. 10, Leipzig 1888. — Daß im sermo cotidianus des Komikers volkstümliche ebenso wie gelehrte Krankheits-

lung zu den Grundfragen der medizinischen Terminologie: „Einem der vielen von den Alten, welche sich weder mit der Heilkunst noch mit der Philosophie noch sonst mit etwas Derartigem beschäftigt haben; denn sie behalten von den Bedeutungen der Namen nur die einfachen und die gebräuchlichen, welche alle Menschen zu jener Zeit kannten". Darauf kommt es Galen an und so zitiert er als ersten seiner Zeugen den Komiker Aristophanes, „der wollte, daß seine Worte vom Theaterpublikum verstanden wurden und sie dementsprechend in dem Sinne gebrauchte, in welchem, wie er wußte, dieses Publikum sie verstand". So auch das griechische Wort für Fieber, *πυρετός*. Galen hat, das geben wir zu, sein Beispiel gut gewählt. Er fand es in einer Parabase. In ihr wandte sich der Dichter, der nun den Chor aus der Illusion seiner Rolle heraustreten ließ, an seine Athener, die Zuschauer (*θεαταί*) und das Richterkollegium (*κριταί*). 31, 43 „Ich sage, daß dieser Aristophanes, als er einmal vor der Versammlung, dem Publikum, stand (*παραβαίνων πρὸς τὸ θέατρον*), während er wünschte, daß seine Dichtung gut aufgenommen würde, eine Gruppe von Athenern[1]) bat, sie möchten ihm einen Fehler hingehen lassen, wenn sie ihn in seiner Rede (Dichtung) vermuteten und sie deshalb nicht billigten". Weiter paraphrasiert Galen den Inhalt der Parabase in erfreulicher Breite folgendermaßen: „Denn er (Aristophanes) sei, wie

---

bezeichnungen in großer Zahl vorkommen, kann nicht überraschen. Ein Beispiel, in welchem die Reihenfolge der Krankheiten, wie sie die Sache verlangt, nur aus metrischen Gründen nicht eingehalten werden konnte: Com. adesp. 344 K.: *πλευρίτιδες* (1), *περιπλευμονίαι* (2), *φρενίτιδες* (3), *στραγγουρίαι* (4), *δυσεντερίαι* (5), *ληθαργίαι* (6), *ἐπιληψίαι* (7), *σηπεδόνες* (8), *ἄλλα μυρία*. Es gehören zusammen 1, 2; 4, 5; 3, 6, 7. — Wie Galen seinen Standpunkt entwickelt und argumentiert, zeigt Anlage I S. 26.

[1] „Gruppe von Athenern", ganz wörtlich; die syrischen Wörter für „Richter" (dajjānā, qāḏī, quāṣī), qrīṭēs (griech. Fremdwort) und šāfṭā können mit den syrischen Wörtern für „Gruppe" (k^enīšūṯā k^e. nūšjā, kenšā, $ṣ^e$mīḏūṯā, meṯlaqqaṭ „zusammengeschart") m. E. nicht verwechselt worden sein. C. Colpe.

er angab, seit vier Monaten von einer chronischen Heiserkeit, von der ἠπίαλος genannten Krankheit und von Fieber geplagt". Erst Heiserkeit (βράγχωσις?), dann ἠπίαλος, dann πυρετός, so folgten vier Monate lang die πάθη aufeinander. In erklärender Ausführung hat anschließend aber Aristophanes selbst, nicht erst Galen, hinzugefügt, speziell vom ἠπίαλος: „Darauf sagt er dann von der ἠπίαλος genannten Krankheit, daß sie durch eine Erkältung hervorgerufen wurde, die ihn befallen hatte, und daß ihn danach ein Fieber ergriff und daß das Fieber der Kälte in nichts ähnlich ist, sondern daß es ihr seiner Natur nach durchaus entgegengesetzt ist".[1]) Mit der zeitlichen Aufzählung verband Aristophanes, galenisch gesprochen, eine Art Aitiologie mit Berücksichtigung der sogenannten vorangehenden und der eigentlichen Ursache (προκαταρκτικὸν, συνεκτικὸν αἴτιον), und so, für Galen geradezu erwünscht, die Wesensbestimmung des Fiebers: „der Kälte in nichts ähnlich, sondern seiner Natur nach durchaus entgegengesetzt". πυρετός bezeichnet bei Aristophanes, das ist also erwiesen, eindeutig dasselbe, was gemeinhin bei diesem Wort verstanden wird. Und noch einmal Galens weiterführende Paraphrase: „Dies führte er an, weil er infolge der Kälte Verlangen hatte, sich mit Wollhaar zuzudecken[2]), da er warm werden wollte, während das Fieber ihn mit Hitze und brennendem Feuer ergriff und ihn veranlaßte, Wasser zu trinken." Wasser zu trinken . . . Galen paraphrasiert mit der Nüchternheit des grammatischen Erklärers, aber die Bitte des

---

[1] Bei der Aufzählung mag man beachten, wie auch sonst Aristophanes gern aufzählt: Schmid-Stählin, Griech. Literatur I 4, 428, 12 z. B. Frösche 687 πρῶτον ... εἶτα ... πρὸς δὲ ... (sonst bis zu fünf Gliedern).

[2] „Sich mit Wollhaar zudecken": Ich vermute σκέπειν ἐρίῳ, aber auch σισύρᾳ; vgl. z. B. Aristoph., Wolken 10, Strepsiades in der Kälte der Nacht vom schlafenden Pheidippides: ἐν πέντε σισύραις ἐγκεκορδυλημένος (Pollux VII, 70 ἡ δὲ σισύρα· περίβλημα ἂν εἴη ἐκ διφθέρας. ἐν π. ἐγκ. Ἀρ.). Fast das gesamte Material bei Didymos ed. M. Schmidt, S. 63ff., darunter σίσυρνα· χλαῖνα ἀπὸ ἐρίων.

Aristophanes an das Richterkollegium und alle Zuschauer klingt doch komisch genug. Der Komödiendichter, offenbar im Winter erkrankt, vier Monate sich mit entgegengesetzten Leiden plagend, hat in der Parabase eines Stückes, das, wie wir nun sagen können, an den Dionysien (März/April) aufgeführt wurde, in einer captatio benevolentiae den scheußlichen Zustand geschildert, in welchem er sich befand, als er das Stück schrieb (und einstudierte?). „Wer Wasser trinkt, kann nichts Gescheites hervorbringen", der Spruch des alten Kratinos ist oft genug zitiert worden. Dem Dionysos sollte Aristophanes das Stück darbringen, dem Weingott: er mußte statt Wein während der ganzen Zeit seiner Krankheit Wasser trinken! Das klingt anders, als wenn Galen wissenschaftlich die Gedanken umschreibt. Für uns aber ist es wesentlich, so groß die erste Enttäuschung für den Leser der Übersetzung sein mag, – Hunain hat das wörtliche Zitat, das Galen seiner Paraphrase folgen ließ, aus Gründen der Unübersetzbarkeit ausgelassen, wenn auch ausdrücklich festgestellt, daß das Zitat gegenüber der Paraphrase nichts Neues enthielt –: Galen fügt, zu unserer Freude ins Breite gehend, entsprechend dem Sinn seiner ganzen Ausführungen noch näher an den Text des Aristophanes heranführend, hinzu 32, 26: „Sagst du nun, mein Freund, daß das Volk der Athener (*ὁ τῶν Ἀθηναίων δῆμος*) diese Worte des Aristophanes verstanden habe, oder behauptest du, daß seine Worte für sie klangen, als ob er gesagt hätte: ‚Seit vier Monaten leide ich an einer Krankheit, die *σκινδαψός* genannt wird und die der Vorbote der *βλίτυρι* genannten Krankheit ist', und daß er mit dem Wort *σκινδαψός* den Frost meinte, welcher dem Fieber vorausgeht, und mit dem Wort *βλίτυρι* das Fieber selbst?" Es ergibt sich, daß der Epialos ein „Vorbote" des *πυρετός* war, also die Aufeinanderfolge von Schüttelfrost und Fieber. Wir kommen mit größter Sicherheit nun auch wenigstens in einem kleinen Stück dem ursprünglichen Wortlaut der Paraphrase und dem ausgelassenen Zitat näher. In der Parabase der Wespen rühmt sich Aristophanes, im vergangenen Jahre auf die *ἠπίαλοι καὶ πυρετοί* losgegangen zu sein, die den Vätern und Großvätern den Atem abschnürten. Er meint die jungen Leute mit ihren neumodischen Ideen. Dazu bemerkt der Scholiast: *ἠπίαλος* bedeutet den Schüttelfrost, welcher dem Fieber vorhergeht (*τὸ πρὸ τοῦ πυρετοῦ κρύος*) und zitiert außer den Wolken I[1]) die Thesmophoriazusen II. Nur diese können seine Quelle sein, da in dem uns erhaltenen Stück gleichen Titels *ἠπίαλος* nicht vorkommt. Galen entnahm sein Beispiel für den aristophanischen und allgemein üblichen Gebrauch des Wortes Fieber aus den Anapästen, also aus der Parabase des Stückes: *ἅμα δ' ἠπίαλος πυρετοῦ πρόδρομος* (332 K.). Diese Worte sind es, welche die Vorlage für 32, 6 und 32, 28 darstellen, und wir wissen nun, in welchem Stück des Aristophanes Galen den Sinn des Wortes *πυρετός* genau bestimmt fand. Im Zusammenhang mit anderen Versen standen in der Parabase der Thesmophoriazusen II diese Worte. Wir wollen aber auch sofort ein weiteres Bruchstück, das griechisch erhalten ist – bisher *ἐξ ἀδήλων δραμάτων* – vorlegen. Es trifft sich nach Form und Inhalt genau mit Galens Wiedergabe. Standen in dem 32, 13 ausgefallenen Zitat die vier Anapäste, welche das Scholion liefert, so bietet uns Pollux in seinem Lexikon noch einmal vier *ἀνάπαιστοι*, die in dem von Hunain ebenfalls ausgelassenen zweiten Zitat gestanden haben und die Galen 32, 10 – „während das Fieber ihn mit Hitze und brennendem Feuer ergriff" – zitierte und auf welche er 32, 39

[1] Wärme und Kälte „von Natur" entgegengesetzt: vgl. E. W. Handley, Eranos 51, 1953, 129ff., zeigt Bevorzugung von *φύσει* und *φύσιν* gegenüber anderen Kasus, wie nicht anders zu erwarten, und die terminologische Bedeutung des Wortes bei Aristophanes (Thesmoph. 11) *χωρὶς γὰρ αὐτοῖν ἑκατέρου 'στὶν ἡ φύσις*. Wenn Aristophanes den scharfen Gegensatz von Warm zu Kalt betont, stellt er sich in Gegensatz zu Anaxagoras (z. B. B 8 *οὐδὲ ἀποκέκοπται . . . οὔτε τὸ θερμὸν ἀπὸ τοῦ ψυχροῦ οὔτε τὸ ψυχρὸν ἀπὸ τοῦ θερμοῦ*) und schließt sich den Philosophen an, die das Warme und das Kalte als entgegengesetzt wirkende Elemente betrachten.

zurückgreift: ὁ δ' ἔχων θέρμαν καὶ πῦρ ἧκεν (690 K.). Diese Anapäste folgten mit Abstand auf das erste Zitat, sie sind mit Sicherheit ebenfalls der Parabase der Themophoriazusen II zuzuweisen. Inhalt und einzelne Wortzusammenhänge aus den Anapästen der Parabase sind uns jetzt bekannt und verständlich. Natürlich möchten wir nun versuchen, noch weiter zu kommen und vielleicht von diesen Ergebnissen her wenigstens einiges für die Wiederherstellung der Handlung von Thesmophoriazusen II gewinnen. Doch halte ich es für besser, daß wir uns hier mit wenigen Andeutungen begnügen. Die Parabase hat innerhalb der Handlung des Dramas selbständigen Charakter, und die Zahl der erhaltenen Bruchstücke aus Thesmophoriazusen II ist gering. Sicher ist wenig, z. B. daß der Dichter die Formkunst des Tragikers Agathon aufs Korn genommen hat, daß also dieses Stück, in dem die feiernden Frauen den Chor bildeten, eine Literaturkomödie war (wie die erhaltenen Thesmophoriazusen). Darüber hinaus können wir feststellen, daß es am Tage der Kalligeneia spielte, dem letzten der dreitägigen Thesmophorien. Die Frauen müssen den weichlichen Agathon an diesem Tage in eine schwierige Situation gebracht haben. Wahrscheinlich ist auch, daß der Angegriffene in diesem Stück ein Beispiel seiner formkünstlerischen Dichtung vorgetragen und dabei auch gegen das Weintrinken der Alten gesprochen hat. Die Frauen hielten es jedenfalls damit anders, sie sangen auch ihr Trinklied (335b, 336) und werden Agathons Abstinenzlertum auch als Ursache seines Versagens aufgewiesen haben. Eine Beziehung zu Aristophanes' Parabase, in der er sich beklagte, er habe wegen seiner Krankheit nur Wasser trinken müssen, läßt sich mit Wahrscheinlichkeit vielleicht auf diese Weise herstellen. Darüber hinaus bringen wir nur zwei Vermutungen, und auch nur deshalb, weil die Fragmente 333 und 334, einmal vier, dann drei päonische Zeilen, ebenfalls der Parabase angehörten: Die vier Verse 333 zeigen wenigstens soviel, daß man sich in der Zeit von Thesmophoriazusen II nicht mehr mit naiven Späßen in der Art des

Komikers Krates zufrieden gab, sondern Neues und Feineres verlangte. Der Geschmack des Publikums hatte sich geändert, er forderte von der Komödie ein höheres Niveau, da wird es Aristophanes besonders schwer gehabt haben, wo er noch dazu solange unter Krankheit zu leiden gehabt hatte. Das Bruchstück ordnet sich so auch in den Charakter der Thesmophoriazusen als Literaturkomödie ein. In ähnlicher Weise kann vielleicht auch das Frg. 334 dem Verständnis erschlossen werden: „Musen und Chariten ruft nicht herbei! Denn sie sind da, der Dichter sagt es.“ Besagt das nicht, daß der Götteranruf, wie er früher im Tanzlied der Parabase geradezu fester Nomos war, in dieser Parabase fehlte? War die Begründung vielleicht auch in dem Sinn gemeint, daß den modernen, so urteilsfähigen Zuschauern in der Art der späteren Stücke des Aristophanes eine Konzession gemacht wurde? Das sind Hypothesen, aber wir wollen sie doch aussprechen. Leider läßt sich aber auch aus diesen Versen der Parabase für das Aufführungsdatum nichts Neues gewinnen. Es bleibt wie bisher nur die Sicherheit, daß die Thesmophoriazusen II nach der ersten Fassung, d. h. nach 411 aufgeführt wurden.[1])

3b.

Andererseits dürfen wir die wiedergefundene Parabase noch unter einem anderen Gesichtspunkt auswerten. Aristophanes' eigener Krankenbericht enthält mit der Gegenüberstellung von Hitze und Kälte, die ihrer Natur nach (!) entgegengesetzt sind, ein theoretisches Element. Im Bericht des Komikers erscheint eine an philosophische Begrifflichkeit erinnernde Antithese. Hier empfiehlt es sich, auf die medizinischen Lehren hinzuweisen und zu fragen, ob nicht die Symptomreihe: Erkältung, Epialos, Fieber in der Medizin, sei es der späteren, sei es der gleichzeitigen

[1] P. Geißler, Chronologie der altattischen Komödie, Phil. Unters., 30. Heft, Berlin 1925, 63 vermutet u. a. auf Grund der Päone Frg. 333. 334 als Aufführungsjahr 407/406. Wilamowitz, Griechische Verskunst 331.

Entwicklung, eine Rolle spielt. Und wirklich können wir diese Frage für beide Epochen bejahen. So unterschied man in späterer Zeit von den intermittierenden Fiebern, bei denen Frostschauer in verschiedener Form vorausgehen, den *ἠπίαλος πυρετός*, bei welchem Schüttelfrost und Fieber zu gleicher Zeit in allen Teilen des Körpers auftreten. Galen Über den Unterschied der Fieber II 6 (VII 347, 4): „Zu dieser Gattung gehört auch der speziell sogenannte *ἠπίαλος πυρετός*, bei dem der Patient zugleich Fieber und Schüttelfrost hat und beides zu gleicher Zeit wahrnimmt und zwar in jedem Teil des Körpers" (vgl. M. Wellmann, Die pneumatische Schule 167). Es war Archigenes, der bewußt den Epialos mit dem Fieber zusammennahm, während andere den Epialos vom Fieber selbst trennten und sogar annahmen, daß z. B. das Brennfieber den Schüttelfrost aufhebe. Diese Lehre hat der Vertreter der „Logischen Schule" Rufus von Ephesos in der Schrift „Über Verlagerungen" vertreten (Orib. CMG VI 2, 1 S. 192, 36: „Gut ist es auch, wenn auf den *λειπυρίας*, den *ἠπίαλος* und den *κρυμός* das Brennfieber folgt."). [1]) Galen verweist dann auch auf den attischen Gebrauch der Krankheitsbezeichnung Epialos (VII 347, 9): „Offensichtlich bezeichnen auch einige Attiker – hier wird u. a. Aristophanes gemeint sein – den Schüttelfrost, der dem Fieber vorausgeht, als Epialos". Dabei hätte Galen oder, wenn die Nachricht aus Archigenes stammt, eben dieser auch auf Hippokrates „Über die Krankheiten" I 24 (VI 190, 6 L.) verweisen können, ebenso wie auf „Über die Krankheiten" IV 53 (VII 592), zwei „knidische" Schriften, welche auch die Ursache dafür angeben, weshalb auf den Schüttelfrost das Fieber folgt. Beispiel: „Über die Krankheiten" I: „Daß den Kranken *nach* dem Schüttelfrost (*μετὰ τὸ ῥῖγος*) Fieber ergreifen muß, erklärt sich folgendermaßen: Wenn das Blut sich erwärmt, Gewalt ausübt und zu der ihm eigenen Natur zurückkehrt, erwärmen sich zugleich die mit dem Blut gemischten Säfte, Phlegma und Galle, und das Blut

[1] Rufus kehrt Aph. IV, 58 um: *Ὑπὸ καύσου ἐχομένῳ ἐπιγινομένου ῥίγεος λύσις*. Vgl. Coac. Progn. 132 (V 610, 8).

erwärmt sich um ein vielfaches seiner normalen Temperatur. Wenn also diese (Grundstoffe) sich erwärmen, so muß notwendig infolge der Wärme des Blutes *nach* dem Schüttelfrost das Fieber auftreten". Eine humoralpathologische Lehre, ausgehend von den Säften Blut, Phlegma und Galle, liefert zusammen mit der Kälte die Erklärung für die Aufeinanderfolge von Schüttelfrost und Fieber. Darüber hinaus ist von Bedeutung, daß der Verfasser der Schrift De aere aquis locis, d. h. Hippokrates selbst oder, was ich ebenso für möglich halte, ein Arzt seines Kreises, in einer Gegend mit viel salzhaltigem Wasser bei den Männern *ἠπίαλοι καὶ πυρετοὶ πολυχρόνιοι χειμερινοί* voraussagt (CMG I 1 S. 57, 27, winterliche Fälle von lang anhaltendem Schüttelfrost und Fieber). Diese Leiden, auch was Dauer und Jahreszeit betrifft, haben Aristophanes in den vier Monaten geplagt, die der Aufführung der Thesmophoriazusen II vorausgingen, und er konnte die Reihenfolge der Symptome, – wenn wir den Ausdruck gebrauchen wollen – diesen Symptomkomplex angeben. Er kennt philosophisch-physikalische und medizinische Lehren seiner Zeit. Ebenso wird, was er gegen sein Leiden tut, den Anweisungen der Ärzte entsprechen.[1] Er durfte dabei der Auffassung sein, daß er mit seinen Schilderungen dem Publikum nichts völlig Unbekanntes vorsetzte, diesem Publikum, dem er sonst – nicht wahr? – das Kompliment macht, aus gebildeten und gescheiten Menschen (*σοφοί*) zu bestehen.

Aristophanes ist mit den Lehren der Mediziner seiner Zeit vertraut. Wir wollen aber dem Dichter nicht zu viel Gelehrsamkeit aufbürden. Wir tun gut festzustellen, daß er auch in dieser medizinisch gelehrten Parabase Komiker bleibt. Wir erwähnten bereits,

---

[1] So stehen Hipp. Epid. VI 4, 13 u. 14 therapeutische Bemerkungen gleicher Art. Der warmen Natur wird außer Ruhe Trinkwasser vorgeschrieben, der kalten, daß man sich zudeckt. Mindestens soviel scheint mir an dem verschieden überlieferten Text, über den Gal. V 10, 2.2, S. 221 ff. Auskunft gibt, gesichert; vgl. Epid. II, 3, 1 (V 102, 13 L.) und zur Erklärung der letzten Bemerkung Gal. CMG V 10, 1, S. 257 f.

wie er sich in der Parabase der Wespen rühmt, im vorhergehenden Jahr sich auf die Epialoi und Pyretoi (Reihenfolge!) gestürzt zu haben, welche die Väter des Nachts beklemmen und die Großväter würgen. Die Herausgeber pflegen an dieser Stelle *ἠπίαλοι* und *πυρετοί* klein zu schreiben, aber bietet sich uns nicht in diesem Vers das Bild von unheimlichen Wesen? Wilamowitz war, wenn man von seiner nicht gerade einleuchtenden Argumentation absieht, Epialos (ohne *πυρετός*) hätte genügt und selbst das Fieber bezeichnet, durchaus im Recht, im Epialos die Heimsuchung durch einen Dämon zu finden. ,,Freilich heißt das Fieber nur *ἠπίαλος*, weil man es als Heimsuchung durch einen Dämon betrachtet, was dann auch von dem *πυρετός* gelten kann. Die dea febris ist gleicher Art (Kleine Schriften 1, 294, Anm. 1).“ Im ganzen empfindet Wilamowitz richtig. Aristophanes hat Epialoi und Pyretoi nicht nachträglich personifiziert. Bei dem dorischen Mimendichter Sophron hat *ἠπίαλος*, wie es die alten Erklärungen nahelegen, etwas von dem unheimlichen Wesen. Herakles würgt (!) ihn (*Ἡρακλῆς Ἠπιάλητα πνίγων* 70 Kaibel), ein Wesen, das selbst den Vater würgt (*Ἠπιόλης ὁ τὸν πατέρα πνίγων* 68). Ursprünglich bezeichnet *ἠπίαλος* den Nachtfalter, der dem Lebenden die Lebensluft abschneidet.[1] Die Pyretoi sind Fieberdämonen. In der Art, wie Aristophanes beide Bezeichnungen gebraucht, führt er auf die alte Bedeutung und Vorstellung zurück, wobei er, das dürfte leicht nachempfunden werden können, die Krankheitsgeister zugleich in komischen Bildern faßte. Vielleicht darf man sogar sagen, in den Wespen gibt er sich wie einen

---

[1] *ἠπίολος* (so!), Nachtfalter bei Aristot. hist. an. Θ 27 605 b 14, bringt wie anderes Flatterzeug Krankheiten; s. Eitrem R E. s. v. Tierdämonen, O. Immisch, Glotta 6, 193 ff. (zu *φάλλαινα*). S. auch u. Fieber in Grimms Wörterbuch. Zu *Ἠπίαλος* gehört Ephialtes. Dieser Dämon wird in der Titelfigur von Phrynichos' Ephialtes gemeint sein, so richtig z. B. schon Kock, im Gegensatz dazu Kaibel, Hermes 24, 1889, 35 ff., der andererseits a. O. 38 auf die Bilder der moralisch kranken Stadt bei den Komikern hinweist.

Herakles, der solche Unwesen bekämpft. Es wäre ja auch kaum faßbar, wenn Aristophanes nur im Sinne der wissenschaftlichen Medizin seiner Zeit gesprochen hätte. Er kennt die ionische Forschung, die physikalische Erklärung, die wissenschaftliche Krankheitsbezeichnung, aber die würgenden Fröste und Fieber sind doch zugleich als Geister gesehen, die den Menschen befallen.

Reichlich viel Gelehrsamkeit haben wir aufgeboten, um zum Verständnis der nun als Teile der Parabase der Thesmophoriazusen II des Aristophanes erkannten Paraphrase und der Zitate des Galen zu kommen. Fragen, wie Galens Stellung zum Attizismus, zu seiner Wertung der Sprache, zu seiner Ethik, mußten mehr oder weniger ausführlich dargelegt werden. Mir aber scheint das Ergebnis, so gering es ist, groß genug zu sein, um sagen zu dürfen, daß Galen, dem Grammatiker und Verfasser der Schrift „Über die medizinischen Namen", Hunain, dem auch hier bewährten Übersetzer ins Syrische, Hubaisch, dem Übersetzer ins Arabische, Max Meyerhof und Joseph Schacht für ihre Edition des arabischen Textes und ihre Übertragung ins Deutsche, auch ihrem Optimismus, unser Dank gebührt. Was aber den Verfasser dieser Darstellung betrifft, darf er sich der captatio benevolentiae des Aristophanes, wenn auch nicht mit ganz gleicher Begründung, anschließen?

ANLAGE I

Wohl das beste und in jeder Weise charakteristische Beispiel, wie Galen zu den Fragen der Sprache steht, gibt der Eingang des zweiten Buches von *Περὶ διαφορᾶς σφυγμῶν* VIII 567ff. K., obwohl auch andere Abschnitte dieser Schrift und überhaupt der Pulsbücher für Galens grundsätzliche und praktische Stellungnahme zu sprachlichen Problemen viel ausgeben. Besonders interessant ist es dabei, wie sich bei Galen aus der Festlegung der Grundsätze nach und nach die polemische Diatribe entwickelt, je näher er der Einzelkritik kommt. „Wir folgen, so stellt er am Eingang des zweiten Kapitels fest, dem Sprachgebrauch der Hellenen. Denn in diesem wurden wir aufgezogen, und wir versuchen stets, das Gedachte mit den klarsten Ausdrücken zu bezeichnen. Nicht jedoch, daß wir diejenigen schmähen, die den hellenischen Sprachgebrauch nicht genau befolgen. Uns berührt es nicht, wenn jemand bei *jedem* Ausdruck barbarisch spricht, falls er nur die Klarheit des Ausdrucks bewahrt. Der Zweck der Sprache ist ja, daß der Hörer klar begreift, was der Sprecher darlegen will, und denjenigen erklären wir für den Meister der Sprache, der befähigt ist, am einleuchtendsten darzustellen, was er darstellen will. Diese unsere Prohairesis ist, wie ich glaube, maßvoll und entspricht der Pflicht zur Menschenliebe.[1]" Der Gesichtspunkt, den Galen als ersten anerkennt und fordert, ist die Klarheit und Verständlichkeit des Ausdrucks. Von da aus ergibt sich aber auch die Toleranz in Galens Forderungen, die an den Ausdruck zu stellen sind. Denn nicht allein der hellenische Wortgebrauch macht es möglich, dieses Postulat zu erfüllen, sondern auch jede nichthellenische Sprache, die sich nur in allem Einzelnen gleichbleiben muß. Sachlich und sinnvoll ist auf diese Weise Galens Auffassung, außerdem wird sie jedenfalls an dieser Stelle mit einer geradezu urbanen Großzügigkeit vorgetragen (4 f. *πειρώμεθα, ... οὐ μὴν ἐγκαλοῦμεν*). Keineswegs erhebt er den Anspruch, das hohe Ziel erreicht zu haben, und wenn er es als *μέτριον* und *φιλάνθρωπον* kennzeichnet, so fügt er in attischer Bescheidenheit hinzu: *ὡς νομίζω*. Ja, er geht, wenn er nun ausführlicher wird, noch weiter. Seine urbane Haltung zeigt sich erst recht, wenn er seine zanksüchtigen Gegner charakterisiert, die ihn selbst lächerlich zu machen suchen. Er, Galen, wäre ja bereit, den Versuch zu machen, die griechische Sprache zu vergessen und z. B. eine neue, gleichwie ein durch Volksbeschluß eingeführtes neues Münzsystem zu erlernen. Auch dazu wäre er bereit, unverzüglich eine barbarische Sprache anzunehmen, nur mit der einen Bedingung, daß es *eine* wäre. Nur

[1]) Vgl. oben S. 7.

von der Einheitlichkeit der Sprache kann er nicht ablassen. Das bedeutet aber, daß er den Mischbrei in der Sprache seiner Gegner nicht übernehmen kann, welche die einzelnen Wörter beliebig bald aus Phönizien und Syrien, bald aus Ägypten und Thrazien oder anderswoher mit ihrem verdorbenen Griechisch vermischen und ihm nicht konzedieren, die Sprache, in welcher er groß geworden ist, zu gebrauchen. Seine Liberalität hat ein Ende in der uneingeschränkten Forderung nach einer 'μία διάλεκτος. Hier geht die im ganzen ruhige und großzügige Darstellung in heftige Kritik über und sie erhitzt sich um so stärker, wenn nun die Gegner auch in einer anderen Hinsicht nicht verstehen können oder gar wollen, daß er, Galen, gegenüber der vom Gegner erhobenen Forderung nach Definitionen ein ruhiges, methodisches, alle Fehlerquellen ausschaltendes Verhalten zeigt. Unbekannte Wörter, griechische Wörter mit ungewohnter Bedeutung, sachlich falsche Begriffe sollen, so verlangen die Sophisten, im Augenblick und sofort definitorisch bestimmt werden. Es gibt aber Sachverhältnisse, die keine Definition zulassen, – Galen ist nicht erfaßt von der allgemeinen Sucht nach Definitionen – und an die Möglichkeit der Homonymie und die Notwendigkeit, die *πολλαχῶς λεγόμενα* zu klären, denken sie nicht. An der Stelle, wo Galen auf die Frage kommt, erzählt er, wie dann notwendig Streitigkeiten entstehen müssen, und nun wird er boshaft. Es ist schon viel erreicht, meint er, wenn man auf seine Bitte, seine Langsamkeit zu verstehen, ein wenig eingeht. Er ist damit zufrieden, daß es dank dem Eingreifen einzelner Zuhörer bei seiner berechtigten Forderung nach homonymischen Untersuchungen nicht zu Tätlichkeiten gekommen ist. Man muß die Erzählung 571, 5ff. nachlesen, wie da einer der *ἐπιπολάζοντες σοφισταί* sich verhält, – *ἀλλ' εἰπέ, φθέγξαι, λάλησον, ἀπόκριναι* schreit der den Galen an[1]) –, und wie erst ein

[1] Die dreiste Aufforderung *ἀλλ'—ἀπόκριναι*, viermal wechselnder Ausdruck erinnert an die Komödie: der Wechsel im Metron ist im Ethos des Ausdrucks begründet. Wird ein Vers zitiert?

Mann mit langem Bart, ein ernster Mensch, der kein Lachen kennt – „das hält man nämlich jetzt für feierlich“ – mit dem sokratischen *Παύεσθε καὶ μὴ θορυβεῖτε* dem Galen die Möglichkeit gibt, in Ruhe Einzelfragen zu stellen (Beispiel für Homonymie: die Zunge). Dabei bleibt die Spannung immer noch so groß, daß Galen es nicht wagt, das zweite Beispiel 'Hund' in gleicher Weise durchzuexerzieren. Um nicht die ungeduldigen Zuhörer zu reizen, behandelt er selbst dieses Paradigma in kurzem Vortrag (574, 10–16). Inzwischen aber spitzt der Alte schon die Ohren, ein gutes Zeichen!, und bald kann er den Satz entwickeln, daß die Zahl der Dinge, nicht der Wörter, für die Definitionen maßgebend sein muß. Ja, er kann sich nun sogar Archigenes' Begriff des „vollen Pulses“, d. h. der nur zu berechtigten Kritik an diesem unklaren Begriff zuwenden. Und siehe da: der Erfolg ist, daß man ihn bittet, den Gedankengang zu wiederholen (576, 2ff.), was er auch – *ἐκείνοις μὲν οὖν δεομένοις ἐχαρισάμην* – herablassend tut.

Soweit das Kapitel über die verschiedenen Arten der Fehler, die bei Definitionen vermieden werden müssen. Galen polemisiert drastisch. Welche logischen Fehler sich Archigenes bei der Aufzählung der Qualitäten des Pulses zuschulden kommen läßt, zeigt Galen in dem nächsten Kapitel (c. 4). Wir übergehen es hier, obwohl die Kritik auch wieder der Ausdrucksweise des Archigenes gilt, und sich dabei ergibt, daß der Pneumatiker und Logiker die Qualitäten richtig bezeichnet zu haben glaubt, und zwar mit vollem Bewußtsein von den Sprachgewohnheiten, ja als „Purist“ wenigstens insofern, als es nach ihm die *διηχημέναι παρά γ' οὖν τοῖς καθαρείοις* sein sollen. Galen kann da nur sagen: „Was das *διηχημέναι* ist, vermag ich nicht exakt anzugeben und auch mit der Bezeichnung *καθάρειοι* werde ich nicht fertig“. Bei Aristoteles, sagt Galen, gibt es Allgemeinbegriffe, die allen Menschen oder dem größten Teil der Menschen oder den Gebildeten unter ihnen einleuchten.[1]) Hier weiß ich nicht sicher,

[1] Aristot. Top. A 1 100b 21 *λήμματα τοῦ συλλογισμοῦ. ἔνδοξα* (ohne

ob etwa die καθάρειοι im Sinne von σοφοί gemeint sind. Es fehlt bei Archigenes nicht nur der strikte Beweis, sondern auch eine zufriedenstellende παραμυθία, damit nicht einer sogleich am Anfang gleichsam der Lehre des Moses und Christus verfällt und unbewiesene Gebote zu hören bekommt. Auch der Zusatz „manchmal" (ἔσθ' ὅτε), den Archigenes in einem anderen Satz macht, ändert nichts daran: „Der volle und der leere Puls haben in gewissem Sinn ein gemeinsames γένος, dieses Genos heißt *manchmal* Vollheit." Archigenes mag sich damit den Anschein geben wollen, vor von Grund auf griechisch gebildeten Lesern zu bestehen. Er kann aber kein griechisches Buch zur Begründung seiner Behauptung vorzeigen. Vielleicht ist er zufrieden, von Matrosen, Händlern, Wirtsleuten und Badern verstanden zu werden. Denn nur zu solchen Menschen als Zeugen nimmt er seine Zuflucht, so oft er die Frage des Wortgebrauchs berücksichtigt. Für Galen aber ist seine humane Sprachauffassung das eigentliche Zeugnis.

Galen weiß sehr wohl: bei dieser Art von Kritik konnte man ihm wohl vorwerfen, er überschätze den Sprachgebrauch der Hellenen und lasse keinen Fehler dagegen zu. „Beim Herakles und allen Göttern! Und wolltest du das Brot mit den Phrygern βέκος nennen, mir macht es nichts aus. Deiner Sprache will ich bereitwillig folgen, nur sage mir, welche ist es? Und sage nicht einfach ‚Brot *heißt* βέκος' [1]), oder - Galen schafft sich einen neuen Angriffspunkt für seine Polemik - was deine Gegner wohl sagen möchten: So *soll* es heißen (καλείσθω, θέσις)." Galen kommt vielmehr auf seine früheren Feststellungen zurück. Wie wir viele Währungen kennen, so kennen wir auch viele Formen des Sprachgebrauchs, an die wir uns halten, sobald wir uns für sie entschieden haben. *Wir* haben die sogenannte κοινή gewählt, sei es nun, daß es eine besondere Art der attischen ist – eine:

λήμματα) τὰ δοκοῦντα πᾶσι ἢ τοῖς πλείστοις ἢ τοῖς σοφοῖς. Aristoteles ist für die Pneumatiker eine Autorität!

[1]) Vgl. Herod. II 2.

die Sprache der Athener hat viele Umschläge (*μεταπτώσεις*) erlebt[1]) – sei es irgendeine ganz andere. Willst du sie nicht anerkennen, so zeige mir eine andere, die du gebrauchst, und ist es ein hellenischer Dialekt, wir würden mit dir sowohl *τὰ τῶν Αἰωλέων καὶ τὰ τῶν Δωρέων γράμματα* aufnehmen, ja, auch gegen eine Barbarensprache hätten wir nichts einzuwenden. Nur (*μόνον*) lasse sie ungemischt und rein: *ἄχραντος*, gleich, welche es ist, und bringe mir nicht drei Wörter aus Kilikien, vier aus Syrien, fünf aus Galatien, sechs aus Athen. Denn ich vermag so viele Sprachen nicht zu lernen noch Männern, die so viele Sprachen kennen, zu folgen." Jetzt die Sätze, die nicht nur inhaltlich, sondern auch in der Form für Galens Entscheidung von Bedeutung sind: „Einen gewissen Zweisprachler gab es in alter Zeit – und das war ein Wunder –, einen Menschen, der zwei Sprachen korrekt beherrschte: *δίγλωττος γάρ τις ἐλέγετο πάλαι — καὶ θαῦμα τοῦτο ἦν — ἄνθρωπος εἷς ἀκριβῶν διαλέκτους δύο.* Damals bestaunte man den Mann, der zwei Sprachen verstand und beherrschte.[2]) Du jedoch verlangst, wir

---

[1] Zu *μεταπτώσεις* vgl. den Gebrauch des Wortes bei Grammatikern: Dionys. Hal. Arch. Rom. I 35 (die viel interpretierte Stelle *Οὐταλίαν*) *μεταπεσεῖν δὲ ἀνὰ χρόνον τὴν ὀνομασίαν εἰς τὸ νῦν σχῆμα οὐδὲν θαυμαστόν, ἐπεὶ καὶ τῶν Ἑλληνικῶν πολλὰ τὸ παραπλήσιον πέπονθεν ὀνομάτων*, allgemein die Unterscheidung der ersten und zweiten Atthis.

[2] Gern wüßten wir, worauf sich *δίγλωττος* usw. bezieht, ob auf einen bestimmten Menschen? Auf Anarchasis, den Weisen aus Skythien, der bei Diog. Laert *δίγλωττος* ist? Wichtig: Anacharsis ist auch bei Menander fr. 612 Körte Beispiel dafür, daß auch ein Barbar *ἀγαθός* sein kann. Unabhängig davon möchte ich in *ἄνθρωπος — δύο* einen ganzen oder Teile von komischen Trimetern vermuten. Im zweiten Fall wäre vergleichbar Men. fr. 432 *ἄνθρωπος ὢν ἥμαρτον· οὐ θαυμαστέον* (*ἄνθρωπος* am Versanfang bei Menander häufig), im anderen Fall könnte z. B. gelesen werden ... *ἄνθρωπος εἷς Ἀκριβῶν διαλέκτους δύο. ἀκριβόω* in dieser Bedeutung, soweit ich sehe, zuerst Plat. Charm. 156a *τοὔνομά μου σὺ ἀκριβοῖς.* [Korrekturzusatz: Wirklich wird Anacharsis gemeint sein; vgl. Gal. Scr. min. II 79, 21ff. (So auch Randnotiz im Galenexemplar des CMG-Archivs, Hinweis von K. Schubring.)]

müßten viele Sprachen lernen, wo du es nötig hättest, eine zu lernen, eine Sprache von solcher Eigenart, solcher Allgemeinheit, von solchem Wohlklang, eine so menschliche, *οὕτως ἰδίαν, οὕτω κοινήν, οὕτως εὔγλωττον, οὕτως ἀνθρωπικήν*" [1]) (585, 16ff.). Die Barbaren haben in ihrer Sprache Ähnlichkeit mit den Stimmen der Schweine, der Frösche, der Raben und der Dohlen, wie sie Zunge, Lippen und den ganzen Mund gebrauchen. Sie sprechen aus der Gurgel heraus, röcheln, verdrehen die Lippen, pfeifen, schreien oder sprechen leise, reißen den Mund auf und bewegen die Zunge, dann machen sie den Mund nicht ordentlich auf, lassen die Zunge faul und unbewegt, als wenn sie gefesselt wäre. Da gibst du, Archigenes, die schönste und menschlichste

---

[1] Die fast hymnische Kennzeichnung der griechischen Sprache ist nicht zufällig vergleichbar der attizistischen Charakteristik des Lysias: Dionys. von Hal. Lys. c. 3: *ἡ διὰ τῶν κυρίων τε καὶ κοινῶν καὶ ἐν μέσῳ κειμένων ὀνομάτων ἐκφέρουσα τὰ νοούμενα ἑρμηνεία*, (c. 8 *τὴν σαφῆ καὶ κυρίαν καὶ κοινὴν καὶ πᾶσιν ἀνθρώποις συνηθεστάτην*, wo Lysias als Meister der *ἠθοποιΐα* gepriesen wird). *ἴδιος* entspricht *κύριος*, im Gegensatz zur poetischen Ausdrucksweise (Arist. z. B. Rhet. III 5, 1407a 31. Forderung beim *Ἑλληνίζειν: τὸ τοῖς ἰδίοις ὀνόμασι λέγειν καὶ μὴ τοῖς περιέχουσιν*. Dion. a. O. c. 3 Schriftsteller vor Lysias *βουλόμενοι κόσμον τινὰ προσεῖναι τοῖς λόγοις ἐξήλλαττον τὸν ἰδιώτην καὶ κατέφευγον εἰς τὴν ποιητικὴν φράσιν.*) c. 13 *ἡ τῆς συνθέσεως τῶν ὀνομάτων ἡδονὴ μιμουμένης τὸν ἰδιώτην.* — *κάλλος, χάρις* in der Sprache des Lysias c. 10 *τίς δ' ἐστιν ἥδε ἡ ἀρετή; ἡ πᾶσιν ἐπανθοῦσα τοῖς ὀνόμασι κἀπ' ἴσης χάρις*, c. 12 *ἐπανθούσης τῇ λέξει τῆς Λυσιακῆς χάριτος* — c. 13 *ἡ κοσμοῦσά τε καὶ ἀνθίζουσα τὴν λέξιν αὐτοῦ χάρις*, die kein Späterer übertraf — steht zusammen mit *εὔγλωττος* in Gegensatz zur Sprache der Barbaren, welche Tierstimmen gleicht. Erster Beleg für diesen Vergleich m. W. Aristoph. Babylonia fr. 79 *ἡ που κατὰ στοίχους κεκράξονταί τι βαρβαριστί.* Sammlungen der Tierlaute bei Pollux V 87 z. B. *συῶν δὲ γρυλισμός, γρυλίζειν . . . καὶ κορώνας κρώζειν καὶ κολοιοὺς κλώζειν* wie die von Studemund aus Lexikographen gesammelten zahlreichen Abschnitte: *φωναὶ ζώων*, Anecd. Varia, Berol. 1886, 103. (Zu *ἀνθρωπικός*: Adjektive auf *-ικός* zur Zeit der Sophistik Modewörter, Aristophanes' Spott über sie: Ritter 1378—1381, 8 Wörter auf *-ικός* in vier Versen, vgl. Ch. W. Papple, American Journ. of Phil. 31, 1910, 432. Danach ist W. Jaeger, Diokles von Karystos 20f. zu modifizieren).

Sprache auf, an der sich soviel Schönheit zeigt, soviel Grazie aufblüht, und sammelst Wörter aus vielen unpassenden und entlegenen Sprachen? Ist es nicht auch leichter, eine, die schönste zu lernen als unendlich viele schlechte? Ihr wollt sie nicht lernen und uns darüber hinaus zwingen, die Sprache, in welcher wir groß geworden sind, aufzugeben? Wie du willst, sprich barbarisch (587, 1). Nur eins (*μόνον*): Wie ich es dir freistelle, so zu sprechen (*λαλεῖν*), wie du dich entschieden hast, so stelle auch mir frei, zu sprechen (*διαλέγεσθαι*), wie ich es lernte.[1]) Ich hatte einen Vater, der fehlerlos griechisch sprach, und in ihm einen griechischen Lehrer und Erzieher, (die Sätze werden kurz) ... Und in den Büchern der Alten wurde ich groß. Dem *βαρβαρίζοντι σολοικίζοντι*, dem, der ein schlechtes Griechisch und nicht *κυρίως* spricht, mache ich keinen Vorwurf. Ein Schiffskapitän sagt, *φέρε τὸν πούς*: nicht mich, sondern Favorin und Dion[2]) kümmert das. Ich lasse mir die Bedeutung eines fremden Wortes sagen. Damit begnügen sich die übrigen nicht, wie sie behaupten, „als Physiker, als Redner, als Grammatiker“ (588, 5). Gleich Leuten, die plötzlich aus dem Schlaf geweckt werden, erklären sie, falls man sie widerlegt, solche Tiftelei in Sachen des sprachlichen Ausdrucks wäre nutzlos. Galen ist in schweren Zorn geraten, erntet er doch für sein Entgegenkommen nur Zank und Verfolgung.

Dieses Kapitel, dessen Inhalt wir nachzuzeichnen versuchten, ist wirklich die beste Parallele zu so manchen grundsätzlichen und dabei immer polemisch getönten Ausführungen in der Schrift „Über die medizinischen Namen“. Daß dem Verfasser

---

[1] *λαλεῖν, διαλέγεσθαι* klingt an Eupolis 95 K an: *λαλεῖν ἄριστος, ἀδυνατώτατος λέγειν*. Vgl. Über die medizinischen Namen 31, 5.

[2] Mit Favorins Gesamtanschauungen ebenso wie mit dessen Attizismus hat sich Galen auch in selbständigen Schriften auseinandergesetzt. Vgl. dazu Gal. *Περὶ τῆς ἀρίστης διδασκαλίας* ed. A. Brinkmann, Progr. Bonn 1914, 4, 3 *ὅπως ὁ Φαβωρῖνος εἰς τὴν τῶν Ἀττικῶν φωνὴν εἰωθὼς μεταλαμβάνειν ἕκαστα τῶν ὀνομάτων*, vgl. 7, 23). - Dion = Dion von Prusa?

das *ἐρίζειν* Spaß macht, sagt er im Grunde selbst im dritten Buch der Schrift „Über den Unterschied der Pulse" (657, 5): Nur wenige werden mit diesen Schriften etwas anfangen können. Auf die Gegner trifft das Wort des Komikers zu: Ein krummes Holz kann man nicht gerade biegen, ein alter Baum, verpflanzt, bringt Schößlinge nicht hervor.[1] Gleichwohl schreibe ich, ein Spiel spielend, das den Musen nicht abhold ist, mir für das Alter des Vergessens, mit Platon (Phaidr. 276d) zu sprechen, Erinnerungsschriften zu bereiten, dann auch, um den Wünschen einiger Freunde zu entsprechen (657, 9ff.). Wir haben bei einem Mediziner ein gehaltvolles Lob der griechischen Sprache gefunden. Das möchte überraschen, aber Galen ist in seiner Universalität mehr als ein reiner Mediziner, und Sprachkritik gehört zu ihm wie seine Kritik an der Zeit, seine Auseinandersetzung mit ihren philosophischen Strömungen usw. Daß die Sprache dieser Kapitelreihe mit ihren Redewendungen, komischen Zitaten und hohen Formulierungen sinnvoll und überlegen ist, ist ohne weiteres deutlich. Die schöne Charakteristik des Griechischen fügt sich ohne weiteres in den Gesamttenor der Auseinandersetzung ein.

ANLAGE II

Wie sich die Bezeichnung *ἠπίαλος* bis in die Kaiserzeit gehalten hat und welche Vorstellung die knidischen und koischen Schriften des Corpus Hippocraticum bieten, allgemein, wie zwischen dem Schüttelfrost als Vorläufer des Fiebers und dem Fieber selbst auf der einen Seite, dem mit Frost gleichzeitigen Fieber andererseits unterschieden wird, ist S. 23 an einzelnen

---

[1] 656 unten ... *διὰ παντὸς ἐσιωπῶμεν ἐκείνοις μὲν οὐδὲν ἀποκρινόμενοι, πρὸς δὲ ὑμᾶς αὐτοὺς λέγοντες τὸ τοῦ Κωμικοῦ ὡς Οὔτε στρεβλὸν ὀρθοῦται ξύλον Οὔτε γεράνδρυον οὔτε μετατεθὲν μοσχεύεται.* Nauck, Philologus 4, S. 360, 3 versucht die Verse folgendermaßen in Ordnung zu bringen: *ὡς οὔποτ' οὔτε στρεβλὸν ὀρθοῦται ξύλον Γεράνδρυον οὔτε μετατεθὲν μοσχεύεται* (Fr. com. adesp. 182 K., CAF III, 443).

Beispielen gezeigt worden. Auch die ursprüngliche Anschauung, die *ἠπίαλος* zugrunde liegt, wurde dargelegt. Um den Überblick zu erweitern, sei hier kurz anderes Material aus der Überlieferung vorgelegt.[1]) Aristophanes selbst bietet Ach. 1165 *ἠπιαλῶν γὰρ οἴκαδ' ἐξ ἱππασίας βαδίζων* . . . aus der Verwünschung des Chores gegen Lamachos; vgl. 1141 *βαβαιάξ· χειμέρια τὰ πράγματα* (Lamachos), 1146 *σοὶ δὲ ῥιγῶν καὶ προφυλάττειν* (Chor, wie Lamachos abzieht); weiter in Wolken I in Frg. 384 *ἠπίαλος* (aus Schol. zu Wespen 1038), das Didymos im Sinne unserer Interpretation (oben S. 25) mit dem Hinweis *δαίμων ὃν 'Ηπιάλην καὶ Τίφονα καὶ Εὐόπαν* (?) *καλοῦσι* erklärt[2]). *ἠπίαλος*, *ἠπιαλοῦν*, Substantiv und Verbum sichern für Aristophanes' Gebrauch von Epialos die Bedeutung 'Kälte'. Entsprechend schmähte der Komiker Phrynichos den Musiker Lampros z. B. als *ἀηδόνων ἠπίαλος*, als heisere Nachtigall (frg. 69)[3]). Aus der dorischen Komödie dürfte Hesychs *ἀπίαλος· ῥῖγοι* genommen sein. In älterer Dichtung ist *ἐπίαλος* für Alkaios gesichert (Poetarum Lesbiorum Frgg. edd. Lobel/Page 406), bei Theognis ist in einem Kyrnosspruch überliefert: *"Ανδρ' ἀγαθὸν πενίη πάντων δάμνησι μάλιστα καὶ γήρως πολιοῦ, Κύρνε, καὶ ἠπιάλου* (173). – Zu den S. 23f. angeführten Hippokratesstellen kommt hinzu Epid. IV 20 (V 156, 21 L.) aus der Epidemie von Perinth: *Περὶ πληϊάδων δύσιας νότια ἰσχυρῶς ἦν· αἱμορραγίαι καὶ τριταιοφυέες καὶ ἠπιαλώδεες* (sc. *πυρετοί*). (Dazu Erotian 42, 13 *ἠπιαλώδεες πυρετοὶ οἱ μετὰ φρίκης καὶ ῥίγους γινόμενοι*). Das Wort ist hier im gleichen Sinn gebraucht wie in De aere. Zu diesem Beleg aus Hippokrates

---

[1] Nur eine Art statistischer Aufzählung der medizinischen Ausdrücke bei Aristophanes legt Harald W. Miller vor, Aristophanes and medical language, Transactions and Proceedings of American Philolog. Ass. 76, 1945, 74ff.

[2] Hesych *Τῖφυς· ὁ ἐφιάλτης*.

[3] *+λαρους θρηνεῖν, ἐν οἷσι Λάμπρος ἐναπέθνησκεν "Ανθρωπος ὢν ὑδατοπότας, μινυρὸς ὑπερσοφιστής, Μουσῶν σκελετός, ἀηδόνων ἠπίαλος, ὕμνος "Αιδου.*

kommt *Περὶ ἐπικυήσιος* VIII 506, 2 L. Bei Erkrankung infolge Ausbleibens der menses tritt u. a. auf der *ἠπίαλος πυρετός*; man wendet dagegen Schaffelle an, die man auch auf den Bauch legt (*ἀρνακίδας θερμάς*; vgl. Aristoph. Wolken 730). In der Exzerptensammlung *Περὶ κρίσεων* IX 280, 10L. sagt der Verfasser in einem Kapitel, dessen Quelle unbekannt ist: Brennfieber hat die Neigung, in *λιπυρίας* überzugehen, der Kranke *ἐξηπιαλοῦται*. Erwähnt werden soll auch aus dem Corpus Hipp. die Erklärung für die unvermeidlich aufeinanderfolgenden Symptome Schüttelfrost und Fieber [Hipp.] *Περὶ ἑβδομάδων*. Der unbekannte Verfasser steht mit seiner Theorie den aus *περὶ νούσων* I und IV bekannten Erklärungen nahe, W. H. Roscher, Die hippokratische Schrift von der Siebenzahl, Studien zu Geschichte und Kultur des Altertums VI 3/4, Paderborn 1913, S. 49, 34 u. 50, 4–20[1]). Aber auch [Aristoteles] Probl. 27, 2, 947b15ff. reiht sich hier ein: Die Wärme geht nach innen zurück, deshalb entsteht Durst und die Außenteile des Körpers werden kalt, *ὥσπερ τοῖς ἠπιαλοῦσιν, οἳ ἅμα τῷ ῥιγοῦν διψῶσιν* (Gleichzeitigkeit von *ῥῖγος* und Wärme). Von den hellenistischen Erklärungen ist wenigstens die des Praxagoras faßbar, er erklärt den *ἠπίαλος* mit dem *ὑαλώδης χυμός*, Gal. VII 347, 11. Hieran scheint Paulus Aegineta anzuknüpfen, CMG IX 1 S. 102, 15 *τινῶν μὲν μορίων σηπομένων, τινῶν δὲ μενόντων ἀσαπῶν τὸν ἠπίαλον ἐργάζεται πυρετόν, καθ' ὃν ἅμα ῥιγοῦσί τε καὶ πυρέττουσι* (folgt Erklärung) ... 19 *λέλεκται δὲ ἠπίαλος ἢ ἀπὸ μεταφορᾶς τῆς ἁλός, λέγω δὲ τῆς θαλάσσης, ἠπίας μὲν φαινομένης, χαλεπῆς δὲ κατὰ τὰς ταραχὰς αὐτῆς ὑπαρχούσης ἢ παρὰ τὸ ἠπίως ἀλεαίνειν, ὅπερ ἐστὶ θερμαίνειν* ... 27 *τοῦ δὲ ἠπιάλου τὸ ἀνεκθέρμαντον ῥῖγος ἔτι μᾶλλον δεῖται τῶν θερμαινόντων* (den ersten Satz hat auch Aetius CMG VIII 2 S. 67, 11 *περὶ ἠπιάλων πυρετῶν*). Daß in der methodischen Schule

[1] Anmerkungsweise sollen noch die *ῥιγώδεες πυρετοί* z. B. *Π. ἀγμῶν* 34 erwähnt werden, sie entstehen bei komplizierten, mit Abszeß verbundenen Brüchen, man soll sich hüten, *ψυχρά* anzuwenden: *ῥιγέων γὰρ πυρετώδεων κίνδυνος*.

der ἠπίαλος wenigstens berücksichtigt wurde, zeigt Ps. Soranos Quaest. med., 121, Anecdota ed. V. Rose p. 261: *Quid est epialos febris? Epialos est eis, qui cum frigore nimio simul et cum calore vexantur* (folgt Erklärung ähnlich wie bei Hipp.). – Das Beispiel dafür, daß Epialos immer noch zugleich volkstümlich und gelehrt verstanden wird, zeigt in mehreren Schriften Lukian, der, wie zu erwarten, an Aristophanes anknüpft. „Es gibt viele Boten des Todes, *ὡς ὁρᾷς, ἠπίαλοι καὶ πυρετοὶ καὶ φθόαι καὶ περιπνευμονίαι καὶ ξίφη καὶ λῃστήρια*", Charon 17. Dialexis mit Hesiodos 8: Ohne aus der kastalischen Quelle getrunken zu haben, will Lykinos weissagen: *ὅτι ἂν γυμνὸς τοῦ κρύους περινοστῇ τις ὕοντος προσέτι ἢ χαλαζῶντος τοῦ θεοῦ, ἠπίαλος οὐ μικρὸς ἐπιπεσεῖται τῷ τοιούτῳ, καὶ τὸ ἔτι γε τούτου μαντικώτερον, ὅτι καὶ θέρμη μετὰ ταῦτα ὡς τὸ εἰκὸς ἐπιγενήσεται*... sonst Gall. 9, Philops. 19. (Schol. 90, 1 Rabe: *ἠπίαλον, ῥῖγος πυρετοῦ·* addit *Δ*: *ἢ ῥῖγος συνημμένον πυρετῷ*.) – Das lexikographische Material ist bereits oben zum Teil vorgelegt. Ich teile es aber noch einmal auf nach den Gesichtspunkten: *ἠπίαλος* vor *πυρετός* und *ἠπίαλος* zugleich mit *πυρετός*: 1. Hesych *ἠπίαλος· ῥῖγος πρὸ πυρετοῦ* (vgl. Moiris *ἠπίαλον τὸ πρὸ πυρετοῦ ψῦχος*)... *ἠπιαλῶν· ῥιγῶν. τὸ γὰρ πρὸ πυρετοῦ ῥῖγος ἠπίαλόν φασιν*. Bei Pollux IV 186 (I 256, 14) steht *ἠπίαλος* nach *φρίκη* etc. *ῥῖγος*. 2. Suid. *ἠπίαλος· ὁ ῥιγοπύρετος καὶ ἠπιαλῶν μετοχή* (vgl. oben Aristoph. Ach. 1165)... *ἠπίαλος γὰρ κυρίως ὁ μετὰ ῥίγους πυρετός*. Hesych (anschließend an 1.) *ἐκαλοῦντο δὲ οὕτω καὶ οἱ ψυχροί* (sc. *πυρετοί, febres frigidae*). Damit werden die Ergänzungsvorschläge z. B. von M. Schmidt hinfällig. Et. M. *Ἠπίαλος καὶ ἠπιάλης καὶ ἠπιόλης· σημαίνει τὸν ῥιγοπύρετον καὶ δαίμονα τοῖς κοιμωμένοις ἐπερχόμενον*. Hes. *ἠπιόλιον· ῥιγοπυρέτιον* (aus Komödie?); vgl. *ῥιγοπύρετος* bei Phrynichos 73, 9, Tim. Locr. Lex. Plat. 134 *ἠπίαλος· ὁ ῥιγοπύρετος*, Pindarschol. zu Pyth. 3, 89 *χειμῶνι· τῷ ῥίγει καθόλου, τῷ ῥιγοπυρέτῳ*[1]).

[1] Bei Vettius Valens 5, 1, S. 210, 3 Kroll gehört *ῥιγοπύρετος* zu den dämonischen Krankheiten: *ἔσθ' ὅτε μὲν οὖν χρονικοῖς πάθεσι συνέχονται ἢ ἱεραῖς νόσοις, θεοληψίαις, μαγείαις, σκιασμοῖς, ῥιγοπυρέτοις καὶ τοῖς ὁμοίοις*. —

Für den Ephialtes gab Themison von Laodikea im 2. Buch seiner *'Επιστολικά* die andere Bezeichnung *πνιγαλίων, ἴσως ἀπὸ τοῦ πνίγειν*, vgl. Paulus Aeg. a. O. VI 15 S. 128, 16 und Caelius Aurel. 474, 8 *Themison secundo libro Epistolarum pnigaliona vocavit, siquidem praefocet aegrotantes*, dazu Eustath. 561, 17 *ἑτέρωθι δὲ ὅτι ὁ ἐπιάλτης ὁ πνιγαλίων ἐπί τινων, ὁ δ' αὐτὸς καὶ ἠπίαλος*[1]). – Zum lautlichen Verständnis von Ephialtes s. Schwyzer, Griech. Gr. II 465 Anm. 9; zur Vorstellung vom Ephialtes vgl. Roscher, Ephialtes, Abh. Sächs. Akad., phil.-hist. Kl. XX, 2, 1903 (epialos ist falsch eingesetzt für ephialtes, vgl. O. Weinreich, Antike Heilungswunder 60)[2].

Zu *ἠπίαλος* in attizistischen Lexika vgl. H. Erbse, Abh. Deutsche Ak. Phil. Hist. Kl. 2 1950, S. 59.

[1] Verwiesen sei im übrigen noch auf lat. *querquera*: Paul. Fest. p. 309, 3 Lindsay *querqueram frigidam cum tremore (sc. febrem) a Graeco καρκαίρω certum est dici*, zuerst belegt Plaut. Frivolaria 2. Nach dankenswerter Auskunft von O. Hiltbrunner ist das Wort nur in alter und archaisierender Literatur gebraucht. Lateinische Mediziner haben das Wort nicht (Thes. L. L.). – Unsicher bleibt Caelius Aurel. a. O. *alii (incubonem vocaverunt) epibolen, quod utilis patientibus perhibeatur* (Ed. pr.). *ἐπωφέλην* (Triller) halte ich aber für möglich; man beachte *perhibeatur* und Hipp. Aph. IV, 58 (oben S. 23, Anm. 1).

[2] Mit Schüttelfrost (*φρίκη, ῥῖγος*) bei Fieber in der alten Medizin hatte sich Helmut Flashar, „Die Lehre von der Wirkung der Dichtung in der griechischen Poetik", Hermes 84, 1956, 27 zu beschäftigen, ohne auf den Epialos eingehen zu müssen.

Bei Fragen zur Produktsicherheit wenden Sie sich bitte an:
If you have any questions regarding product safety,
please contact:

Walter de Gruyter GmbH
Genthiner Straße 13
10785 Berlin
productsafety@degruyterbrill.com